Apr 2017

D0857282

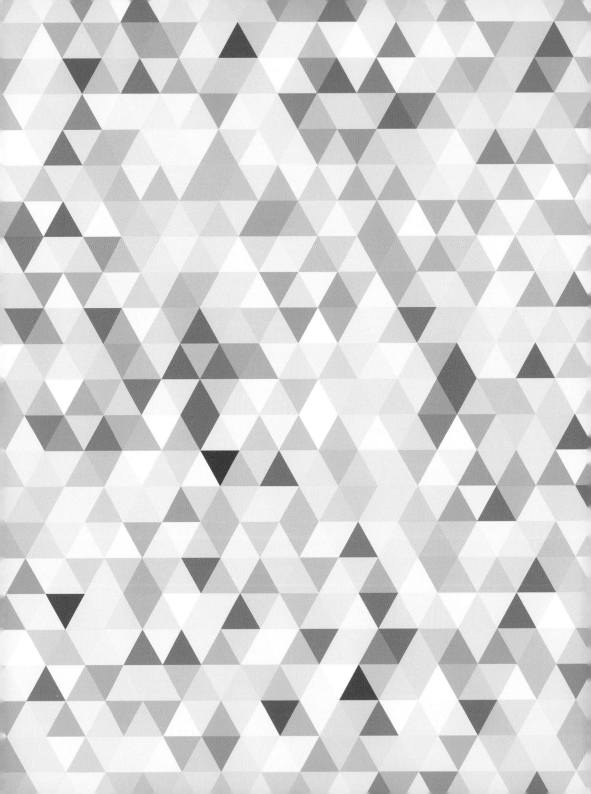

NAIL ART

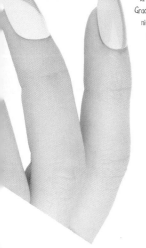

El papel utilizado para la impresión de este libro ha sido
fabricado a partir de madera procedente de bosques
y plantaciones gestionadas con los más altos estándares
ambientales, garantizandouna explotación de los recursos
sostenible con el medio ambiente y beneficiosa para las personas.
Por este motivo, Greenpeace acredita que este libro cumple los requisitos ambientales
y sociales necesarios para ser considerado un libro amigo de los bosques.
El proyecto Libros amigos de los bosques promueve la conservación y el uso sostenible
de los bosques, en especial de los Bosques Primarios, los últimos bosques vírgenes del planeta.

Título original: *Nail art. 24 tutos à maîtriser jusqu'au bout des ongles!*

Primera edición: junio de 2016
© 2015, Hachette Livre (Hachette Pratique), Paris.
© 2016 de la presente edición en castellano:
Penguin Random House Grupo Editorial, S.A.U. Travessera de Gràcia, 47-49. 08021 Barcelona
© 2016, por la traducción, Claudia Casanova

***

CRÉDITOS FOTOGRÁFICOS
Fotografía pág. 12 y 74: © Fotolia-Andersphoto
Fotografías de la pág. 14, agencia Fotolia; © Bilderzwerg; © Bert Folsom; © Big Face; © Lubos Chlubny.
Fotografía de la pág. 72: © Fotolia-Pixel&Creation
Guardas: © Fotolia

***

Fotografías: Philippe Vaurès Santamaría
Estilismo: SouchKa
Realización de proyectos: SouchKa
Ilustraciones: Stéphanie Rubini

El editor desea dar las gracias a Marie-Laure Plas, nuestra modelo de manos.

Penguin Random House Grupo Editorial apoya la protección del copyright. El copyright estimula la creatividad, defiende
la diversidad en el ámbito de las ideas y el conocimiento, promueve la libre expresión y favorece una cultura viva.
Gracias por comprar una edición autorizada de este libro y por respetar las leyes del copyright al no reproducir, escanear
ni distribuir ninguna parte de esta obra por ningún medio sin permiso. Al hacerlo está respaldando a los autores y
permitiendo que PRHGE continúe publicando libros para todos los lectores. Diríjase a CEDRO (Centro Español de
Derechos Reprográficos, www.cedro.org) si necesita fotocopiar o escanear algún fragmento de esta obra.

Printed in Spain – Impreso en España

ISBN: 978-84-03-51496-6
Depósito legal: B-2108-2016

Impreso en Gráficas 94, S.L. Sant Quirze del Vallés (Barcelona)

AG14966

Penguin
Random House
Grupo Editorial

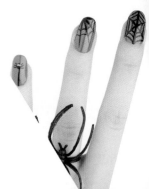

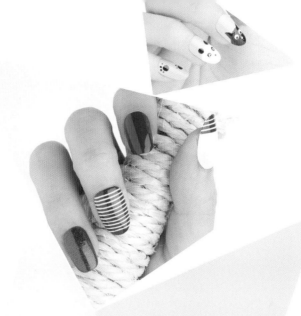

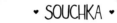

NAIL ART

♥ SOUCHKA ♥

FOTOGRAFÍAS: PHILIPPE VAURÈS SANTAMARIA
ILUSTRACIONES: STÉPHANIE RUBINI

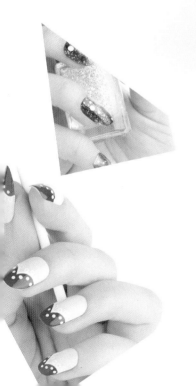

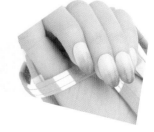

AGUILAR

ÍNDICE

Las técnicas del *nail art*

pág. 20

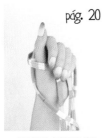

EFECTO DEGRADADO:
PUESTA DE SOL

pág. 22

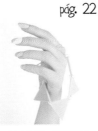

LA CINTA ADHESIVA:
GEOMETRÍA
IMPOSIBLE

pág. 24

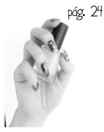

UÑAS GALÁCTICAS:
EXPLORACIÓN
ESPACIAL

pág. 26

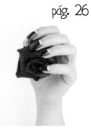

SEMI-LUNAS
ELEGANTES

pág. 28

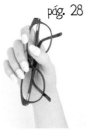

CALCOMANÍA:
EN PORTADA

pág. 30

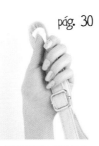

TOPITOS MONOS

pág. 32

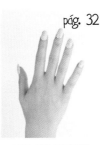

NAIL ART SOÑADOR:
ALGODÓN DE AZÚCAR

pág. 34

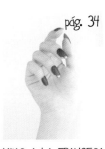

UÑAS A LA FRANCESA
REVISITADAS

pág. 36

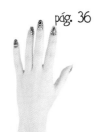

MIX DE PARCHES

pág. 38

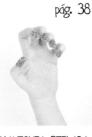

MANICURA PERLADA

pág. 40

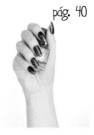

DEGRADADO
ESTRELLADO

pág. 42

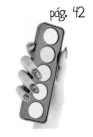

SOMBRA DE OJOS

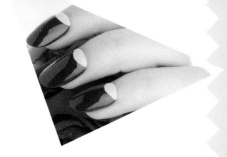

Los motivos

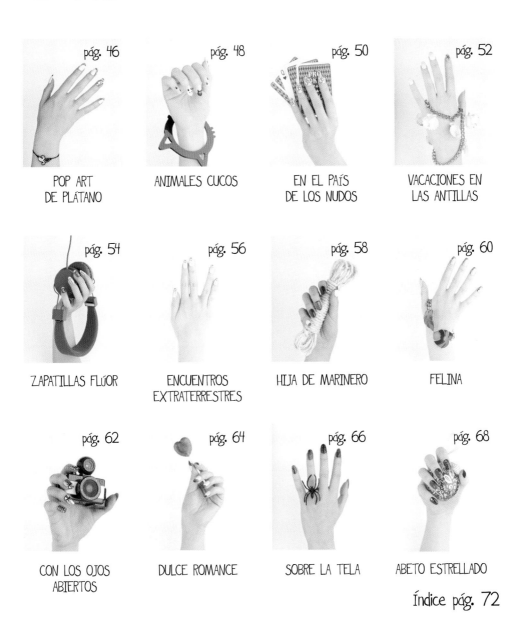

9

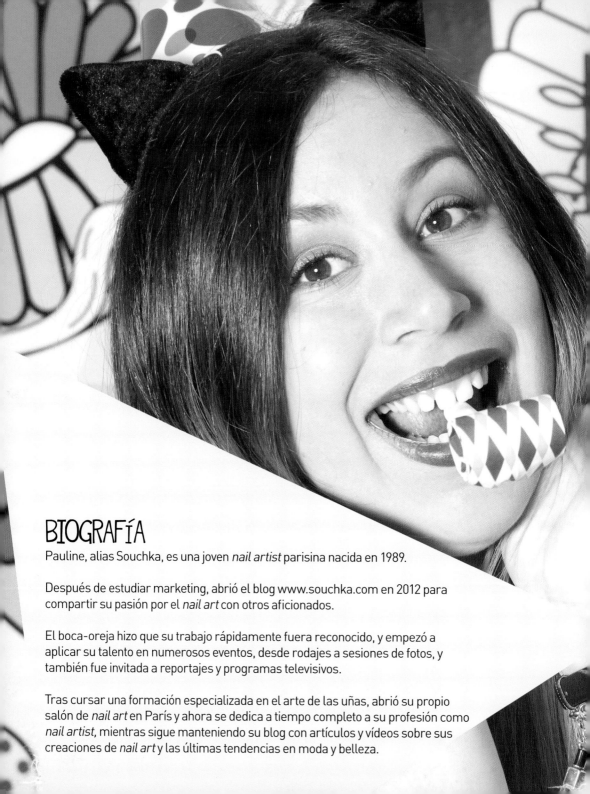

BIOGRAFÍA

Pauline, alias Souchka, es una joven *nail artist* parisina nacida en 1989.

Después de estudiar marketing, abrió el blog www.souchka.com en 2012 para compartir su pasión por el *nail art* con otros aficionados.

El boca-oreja hizo que su trabajo rápidamente fuera reconocido, y empezó a aplicar su talento en numerosos eventos, desde rodajes a sesiones de fotos, y también fue invitada a reportajes y programas televisivos.

Tras cursar una formación especializada en el arte de las uñas, abrió su propio salón de *nail art* en París y ahora se dedica a tiempo completo a su profesión como *nail artist*, mientras sigue manteniendo su blog con artículos y vídeos sobre sus creaciones de *nail art* y las últimas tendencias en moda y belleza.

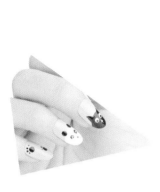
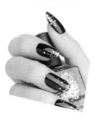
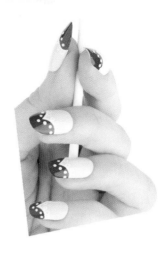

INTRODUCCIÓN

Cuando descubrí el *nail art* en 2011, me enamoré locamente: ¡enseguida quise recrear esas originales manicuras en mis propias uñas!

Desde mis inicios con una decena de esmaltes de uñas y unos pocos *stickers* hasta hoy, en que he convertido mi pasión en mi profesión, mi amor por el *nail art* sigue siendo tan fuerte como el primer día.

Es un arte que permite que el artista exprese completamente todo su talento sobre las uñas, que son como diminutas telas de pintura. No hay límite para la imaginación, y yo me inspiro en lo que me rodea para crear manicuras originales.

En este libro encontrarás todos mis trucos y secretos para cuidar tus manos, y los pasos necesarios para reproducir mis *nail arts* preferidos. Puedes hacerlo sobre uñas postizas reutilizables (como hemos hecho para las sesiones de fotos que ilustran el libro) o bien sobre tus propias uñas naturales, ya sean cortas o largas.

Espero que disfrutes reproduciéndolas tanto como yo, ¡y que incluso les añadas tu toque personal!

♥ Con cariño ♥

Souchka nails

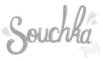

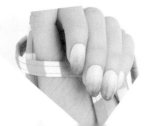

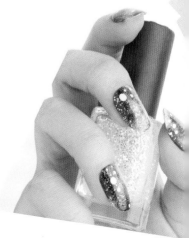

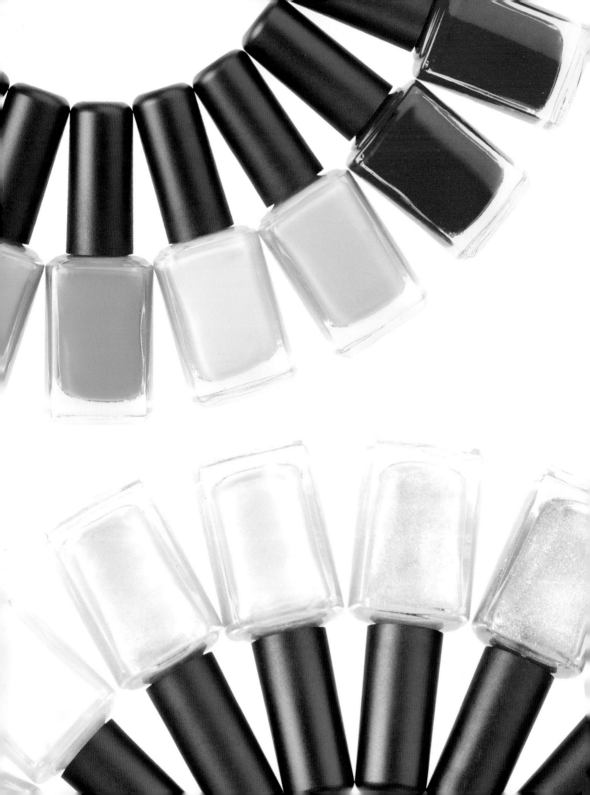

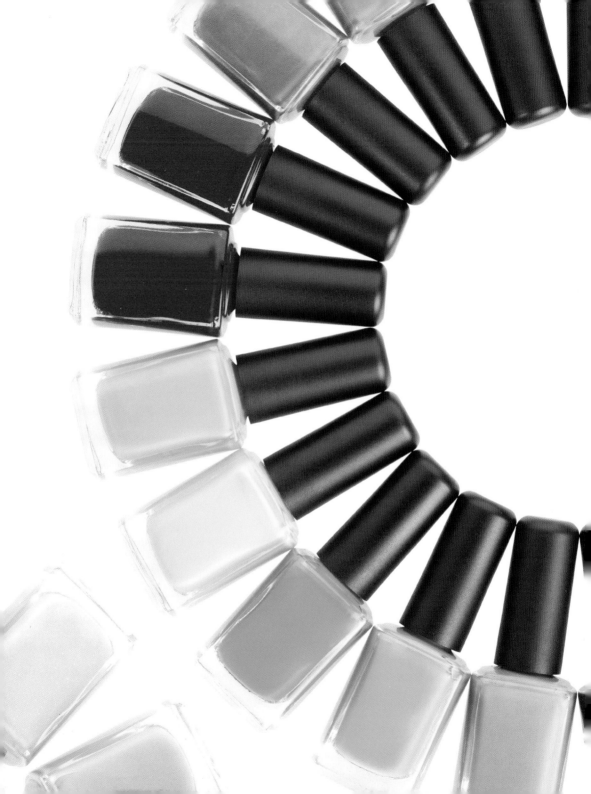

PEQUEÑO VOCABULARIO

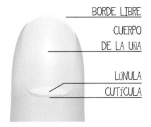

BORDE LIBRE
CUERPO DE LA UÑA
LÚNULA
CUTÍCULA

BORDE LIBRE

El borde libre es la parte blanca de la uña que sobresale del dedo.

CUERPO

El cuerpo de la uña es la parte rosa, la que está superpuesta al dedo.

LÚNULA

La lúnula es la pequeña mancha en forma de semicírculo situada en la base de la uña. A menudo es más pronunciada en los dedos pulgares, y es posible que no la tengas en las demás uñas. También se llama lúnula a la forma redondeada que se le da al esmalte en la base de la uña. Cuanto más límpida, más bonito es el resultado.

CUTÍCULAS

Las cutículas son las pequeñas pieles situadas en la base de la uña. Sirven para proteger el dedo de gérmenes, microbios y otras bacterias. Por eso no hay que cortarlas, pero sí que es posible empujarlas hacia atrás, si es necesario.

BASE

La base es un esmalte especial que se aplica antes de colocar el esmalte de color. Facilita la adhesión del esmalte y contribuye a que dure más tiempo. También protege la uña de los pigmentos de color del esmalte normal, que tienen tendencia a teñirla al cabo del tiempo.

BRILLO

El brillo o capa superior es un esmalte transparente que se aplica después del esmalte de color, para proteger la manicura realizada y que dure más tiempo, además de dotarla de brillo. Algunos brillos también ayudan a acelerar el proceso de secado, y permiten que el esmalte quede listo en cuestión de minutos.

PUNTEADOR

El punteador o *dotting tool* sirve para puntear la uña. Los hay de distintos tamaños, y también puedes crear el tuyo con la punta de un bolígrafo viejo, un clip estirado, un mondadientes o la punta de una pinza clavada en la goma de un lápiz.

BASTONCILLO

El bastoncillo sirve para retirar las cutículas hacia atrás. También puedes utilizarlo como punteador.

BASES Y CUIDADOS

CÓMO CUIDAR DE LAS UÑAS

Para tener unas uñas sanas, lo primero es alimentarse bien. Para reforzarlas, puedes hacerte tratamientos con levadura de cerveza, que también es buena para el pelo, ya que uñas y cabellos se componen de queratina.

También es importante hidratar bien las uñas, y las cutículas. Así las tendrás bien nutridas y evitarás que se resequen y aparezcan esas pielecitas rotas tan feas.

Si se te secan las cutículas o ves que se están formando pielecitas, sobre todo no tires de ellas: córtalas con un recortador de cutículas o con unas tijeritas de uñas limpias. La piel que está alrededor de las uñas es muy fina y delicada, y si tiras de ella podrías causarte una inflamación dolorosa.

La piel de manos y uñas es muy sensible al frío: si bajan las temperaturas, no te olvides de protegerlas con guantes. También debes ir con cuidado con el agua y los productos de limpieza del hogar: te recomiendo que utilices guantes de plástico para cualquier tipo de limpieza que tengas que hacer.

Para que las uñas estén bonitas y en buen estado, ¡no las muerdas! Tampoco te las metas en la boca, ni rasques las cutículas o golpees las uñas contra una superficie dura ya que cualquier tipo de impacto puede quebrarlas.

Cuando quieras retirar el esmalte, procura utilizar un quitaesmalte suave, sin acetona. En las tiendas también puedes encontrar soluciones disolventes en las que basta con mojar el dedo para que desaparezca el esmalte. Son muy prácticos, pero ve con cuidado y no los uses para retirar esmaltes con lentejuelas, porque podrían pegarse a la espuma del producto.

Para retirar un esmalte con lentejuelas, basta con empapar un pedacito de algodón en quitaesmalte y fijarlo sobre la uña con papel de aluminio. Presiona sobre la punta de los dedos durante diez minutos, y el esmalte se irá sin problemas. Cuanto mayores sean las lentuejuelas, más tiempo deberá aguantar el algodón envuelto en papel de aluminio sobre la uña. ¡Paciencia!

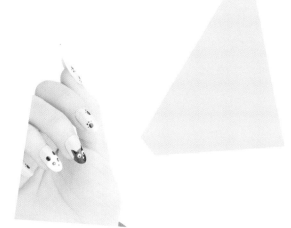

CÓMO LIMARSE BIEN LAS UÑAS

Para limar las uñas, necesitas una lima de grano fino. Son mejores las de cristal que las de cartón o metal que suelen ser de mala calidad. Si utilizas una lima demasiado fuerte, puedes estropearte las uñas. Para empezar a limar, utiliza la lima desde el exterior de la uña hacia el centro, y lo mismo para el otro lado. Sobre todo no limes con movimientos amplios, porque eso perjudica al cuerpo de la uña. Después, utiliza un cepillito de plástico para retirar el polvo que se deposita sobre la uña, antes de aplicar cualquier tipo de esmalte. Las tijeritas de uñas y los cortaúñas suelen aumentar mucho el riesgo de desdoblamiento de la uña. Utilízalas solamente si las llevas muy largas, antes de utilizar la lima.

CÓMO APLICAR EL ESMALTE

Si has utilizado un quitaesmalte para retirar la manicura anterior, lávate bien las manos con jabón: ¡no debes dejar que el quitaesmalte penetre en la uña! Asegúrate de que tienes las uñas secas y limpias (sin polvo ni cuerpos grasos) antes de empezar a aplicar el esmalte. Para ello, puedes empapar un algodoncito en alcohol desinfectante para eliminar las sustancias grasas.

Después de aplicar una capa de base y dejar que se seque durante unos instantes, escurre ligeramente el pincel del esmalte de color en el cuello de la botella antes de ponerlo sobre la uña.

Es importante que el esmalte no toque las cutículas, porque si no las secará. Además,

no queda nada bien cuando la uña vuelve a crecer. Una lúnula bien definida, en forma de U, permite conseguir una manicura perfecta.

Coloca el pincel a dos tercios de la uña y empuja la gota de esmalte que hay en la punta del pincel hacia las cutículas. Luego empuja el color hacia el borde libre de la uña.

Con la ayuda del pincel del esmalte, crea el primer lado de la U de la lúnula colocándolo ligeramente ladeado. Entonces empuja el color hacia el borde de la uña. Repite la misma operación para darle forma al segundo lado de la U y termina de aplicar el color sobre la uña. Más vale que apliques el esmalte en capas finas, porque así se secará más rápidamente.

La mayoría de los esmaltes de color son opacos cuando se aplican dos capas finas, pero para algunos tonos pastel hay que dar una tercera capa. Deja secar el esmalte unos minutos entre capa y capa.

Si en algún momento te equivocas y el esmalte llega a tocar la piel, utiliza un pincel pequeño de maquillaje (plano, como los eye-liner) y mójalo en el quitaesmalte, para poder retirar las gotitas o fallos. Ve con cuidado y no utilices nunca ese mismo pincel para el maquillaje de ojos, solo para rectificar la manicura. No tienes que esperar a que se seque el esmalte para rectificar o eliminarlo, será más fácil si no se ha secado.

Si no dispones de pincel, puedes utilizar un bastoncillo de algodón mojado en quitaesmalte, pero te arriesgas a que queden hilitos de algodón en los dedos.

Para terminar la manicura, tendrás que aplicar una capa de brillo. Si has realizado *nail art* sobre tus uñas, más vale que esperes a que se seque unos cinco minutos antes de aplicar la capa superior. Si la aplicas demasiado rápido, o aprietas con demasiada fuerza el pincel sobre la uña, corres el riesgo de que el brillo estropee el *nail art*. ¡Y sería una pena!

Para que el esmalte se endurezca más rápidamente, no sirve de nada que soples sobre las uñas o que agites las manos en todas direcciones. Simplemente, coloca las uñas bajo un chorro de agua fría durante unos minutos.

El motivo es que el esmalte se solidifica con el frío, pero se licua con el calor: procura no hacerte la manicura bajo el sol, ni tomes una ducha caliente justo después de haberte hecho la manicura.

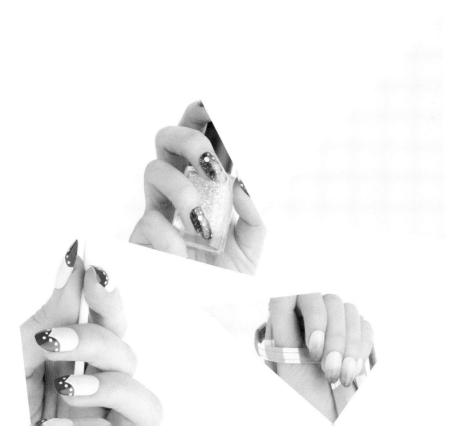

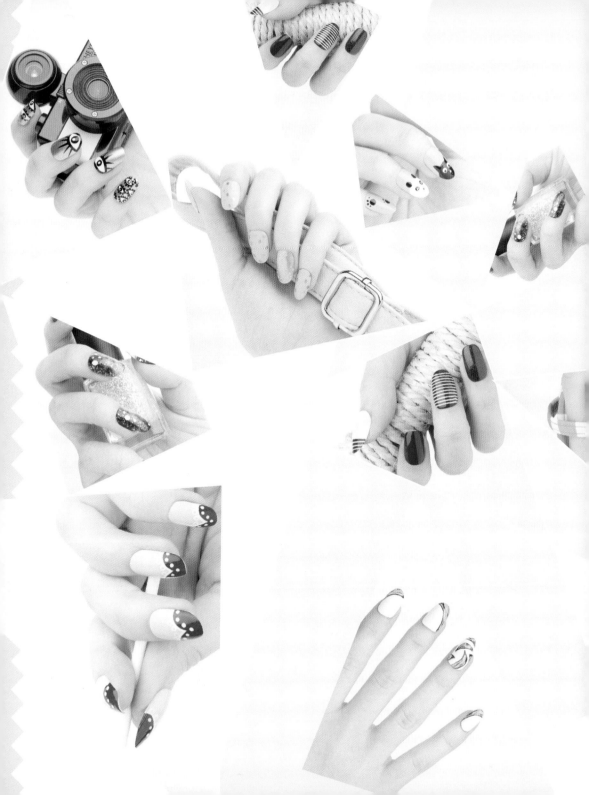

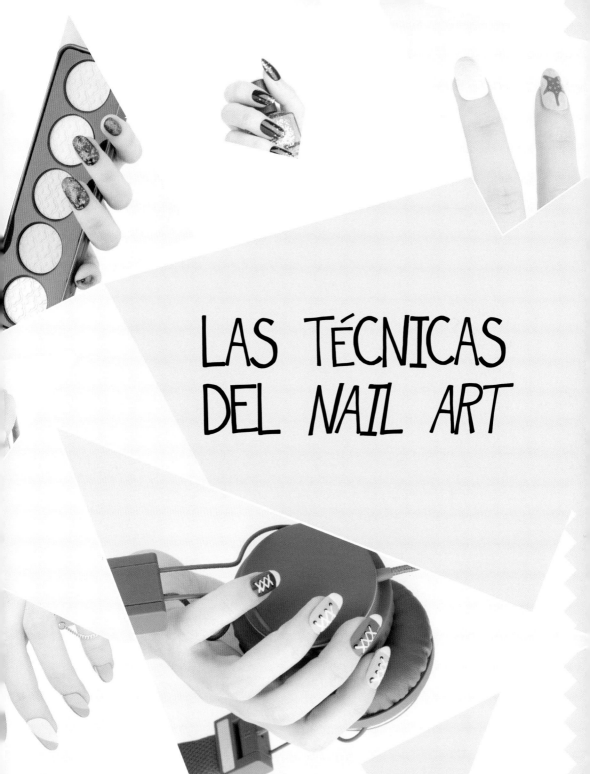

LAS TÉCNICAS DEL *NAIL ART*

EFECTO DEGRADADO: PUESTA DE SOL

Está súper de moda y es muy fácil: el degradado de colores es un clásico del *nail art*! Están permitidas todas las combinaciones, con esta podrás hacer que tus uñas lleven una bonita puesta de sol.

Base ❤ Esmalte amarillo ❤ Esmalte naranja ❤ Esmalte rojo ❤ Paleta de material no absorbente (aluminio, hoja plastificada) ❤ Bastoncillo ❤ Esponja de maquillaje ❤ Brillo

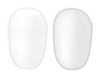

1. Aplica una capa de base y dos capas de esmalte amarillo

2. Sobre la paleta, deposita una línea espesa de esmalte amarillo y a continuación una línea espesa de esmalte naranja. Mezcla ligeramente ambos colores con la ayuda del bastoncillo.

❤ TRUCO ❤

Si la esponja se te empieza a pegar a las uñas, es porque se ha secado el esmalte. No te arriesgues a que se te peguen pedacitos de esponja en las uñas: utiliza un trozo nuevo o elimina la parte seca con tijeras.

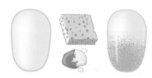

3. Moja la esponja de maquillaje en la mezcla, y aplícala suavemente sobre las uñas empezando por el borde libre, y remontando hasta dos tercios de la uña. Repite la operación varias veces hasta que obtengas el resultado y la opacidad deseadas.

4. Deposita una línea espesa de esmalte naranja sobre la paleta, junto a una línea espesa de esmalte rojo. Moja la esponja de maquillaje en la mezcla, y aplícala suavemente sobre las uñas empezando por el borde libre, y remontando hasta un tercio de la uña.

5. Limpia el color que haya podido extenderse sobre las cutículas con la ayuda de un pincel plano empapado en quitaesmalte. Sella la manicura con el brillo. Si utilizas una capa superior de baja calidad, que emborrone un poco la mezcla de color, ¡el resultado será espectacular!

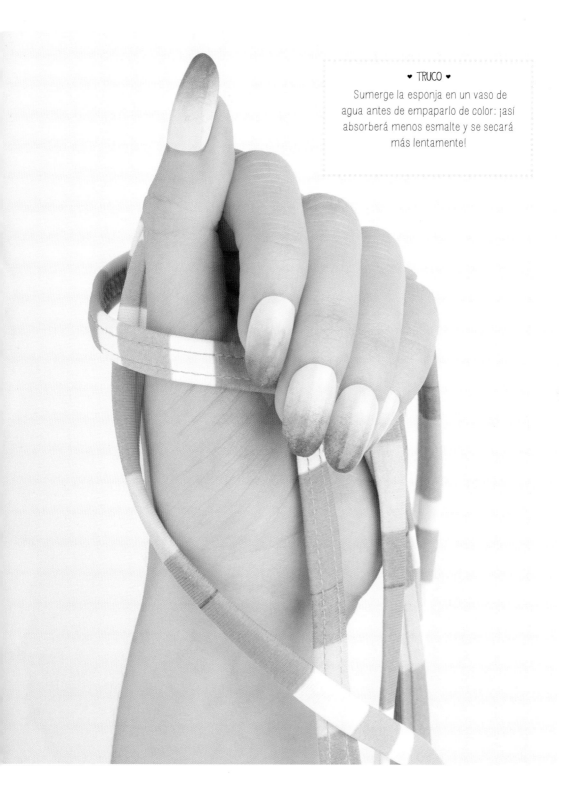

♥ TRUCO ♥

Sumerge la esponja en un vaso de
agua antes de empaparlo de color: ¡así
absorberá menos esmalte y se secará
más lentamente!

LA CINTA ADHESIVA: GEOMETRÍA IMPOSIBLE

La manicura con cinta adhesiva te permitirá conseguir bonitos *nail art* bicolores. ¡No hace falta que sepas matemáticas para obtener un diez con estos motivos geométricos!

Base ♥ Dos esmaltes de colores opacos ♥ Cinta adhesiva ♥ Tijeras ♥ Brillo

1, 2. Aplica la base y a continuación dos capas de esmalte de color y, antes del siguiente paso, asegúrate de que el esmalte está totalmente seco: utiliza una capa de brillo de secado rápido, ¡o incluso espera unas horas!

3. Pega y despega el pedazo de cinta adhesiva sobre el dorso de tu mano para que pierda fuerza el pegamento. Entonces colócalo sobre la uña, y aprieta con suavidad para que se adhiera de manera uniforme.

♥ TRUCO ♥

Organízate antes de lanzarte a ello: recorta todos los pedacitos de cinta que vas a necesitar para cada uña. Así reduces el riesgo de estropearte la manicura mientras trabajas por culpa de un mal gesto.

4. Coloca una capa del segundo esmalte de color sobre el espacio que ha quedado a la vista, y retira inmediatamente la cinta sin esperar a que se seque el esmalte. El último pedazo de cinta que has colocado sobre la uña debe ser el primero que retires para no estropear el resultado.

5. Deja secar el *nail art* cinco minutos, y termina la manicura con una capa de brillo para que resplandezca y dure más tiempo.

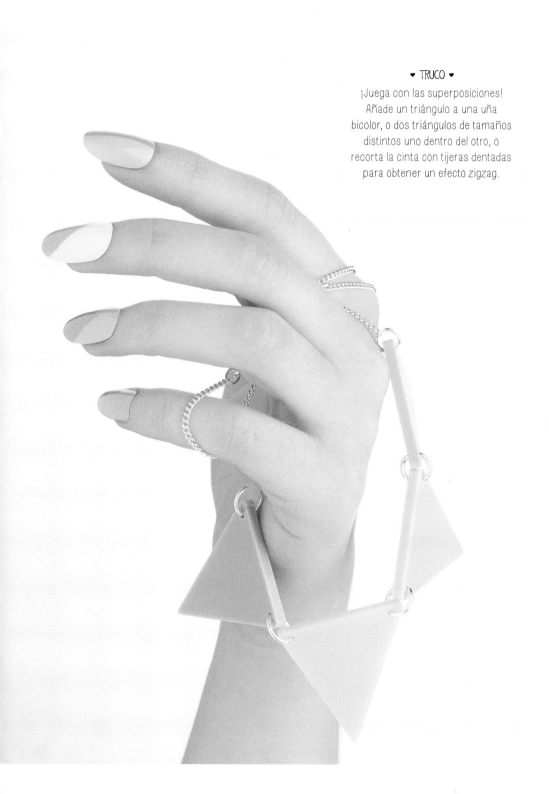

❤ TRUCO ❤

¡Juega con las superposiciones!
Añade un triángulo a una uña
bicolor, o dos triángulos de tamaños
distintos uno dentro del otro, o
recorta la cinta con tijeras dentadas
para obtener un efecto zigzag.

UÑAS GALÁCTICAS: EXPLORACIÓN ESPACIAL

Esta técnica, parecida al degradado de colores, es muy fácil y permite obtener un magnífico firmamento de estrellas sobre tus uñas. ¡Hazte con todos los colores del cosmos y prepárate para soñar con otras galaxias!

Base ♥ Esmalte negro o azul oscuro ♥ Esmalte blanco ♥ Esmalte violeta ♥ Esmalte azul claro
Esmalte con lentejuelas ♥ Esponja de maquillaje ♥ Punteador ♥ Brillo

   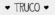

1, 2. Aplica la base y luego dos capas de esmalte de color muy oscuro para crear el fondo de la galaxia. ¡Un esmalte negro o azul muy oscuro será perfecto!

3, 4. Aplica un poco de esmalte blanco sobre la esponja de maquillaje, y luego da golpecitos suaves con la misma sobre las uñas, aquí y allá.

♥ TRUCO ♥
Utiliza esta técnica para crear *nail art* con efecto graffiti aplicando esmaltes flúor sobre esmalte blanco.

  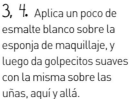

5, 6. Repite la operación con el esmalte violeta y el azul claro.

7. Aplica una capa del esmalte con lentejuelas.

8. Añade puntitos blancos con el punteador para crear las estrellas. Espera unos minutos a que se seque el conjunto, y sella la manicura con una capa de brillo.

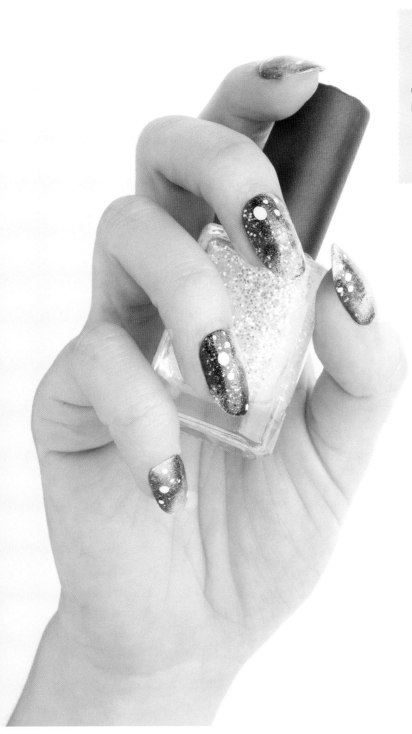

♥ TRUCO ♥

Si te has pasado con los
colores claros, añade un
poco de azul oscuro con
ayuda de la esponja de
maquillaje.

SEMI-LUNAS ELEGANTES

Locamente elegante, esta manicura es muy fácil de realizar y perfecta para dotar de un toque de originalidad a la clásica manicura de uñas rojas. ¡Puedes combinarla con cualquier pareja de colores imaginables, para adaptar el *look* a todas las situaciones!

Base ♥ Esmalte rosa ♥ Esmalte rojo ♥ Anillas adhesivas ♥ Brillo

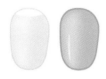

1, 2. Aplica la base y dos capas de esmalte rosa pálido. Antes de seguir adelante, asegúrate de que el esmalte está seco de verdad: si hace falta, utiliza una capa de brillo de secado rápido.

3. Coloca la mitad de la anilla en la base de la uña, y asegúrate de que se queda bien pegada, sobre todo en los lados, pues las cutículas tienen tendencia a levantarla.

♥ TRUCO ♥
Corta las mitades de las anillas antes para no estropearte la manicura haciendo un mal movimiento mientras trabajas.

4. Aplica una capa de esmalte rojo.

5. Retira delicadamente el fragmento de pegatina, sin esperar a que el esmalte rojo se endurezca. Espera unos minutos a que se seque la manicura, y séllala con una capa de brillo.

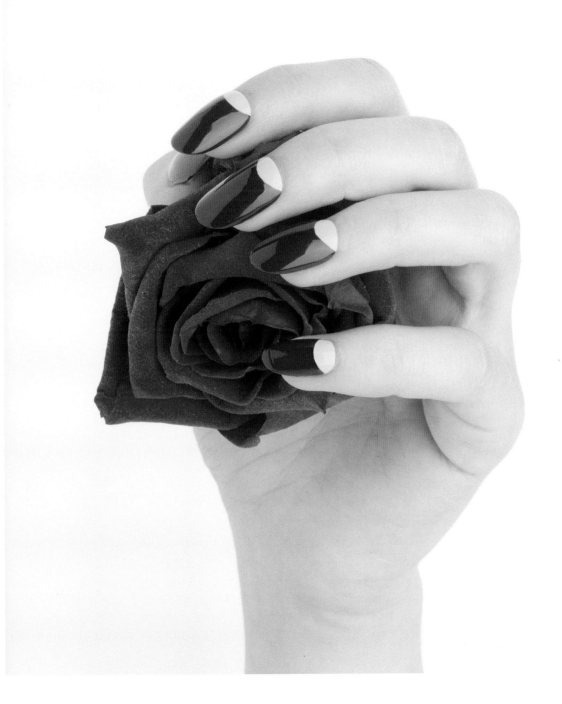

CALCOMANÍA: EN PORTADA

De simplicidad infantil, ¡un *nail art* de imprenta que te llevará directa a la portada!

Base ♥ Esmalte blanco ♥ Papel de periódico ♥ Tijeras ♥ Algodón ♥ Alcohol desinfectante
Brillo acelerador de secado

1, 2. Aplica la base y luego dos capas de esmalte de color blanco: primero una capa fina, que dejarás secar, y luego la segunda. Antes de seguir, asegúrate de que el esmalte está seco de verdad, y si hace falta utiliza una capa de acelerador de secado.

3. Coloca un pedacito de papel de periódico sobre la uña, colocando la cara del papel que quieres que se quede en la uña en contacto con el esmalte.

♥ TRUCO ♥

Recorta los fragmentos de papel de modo que sean un poco más grandes que tus uñas para facilitarte el trabajo.

4. Humedece el papel de periódico con un algodón empapado de alcohol. Aprieta el pedacito de papel sobre la uña durante unos dos minutos, para que la impresión de las letras sea nítida. Humedécela de nuevo antes de retirarla, para evitar que el papel se quede pegado en la uña.

5. Aplica una capa de brillo para fijar la tinta del periódico sobre la uña y dotar de brillo al acabado final de la manicura.

28

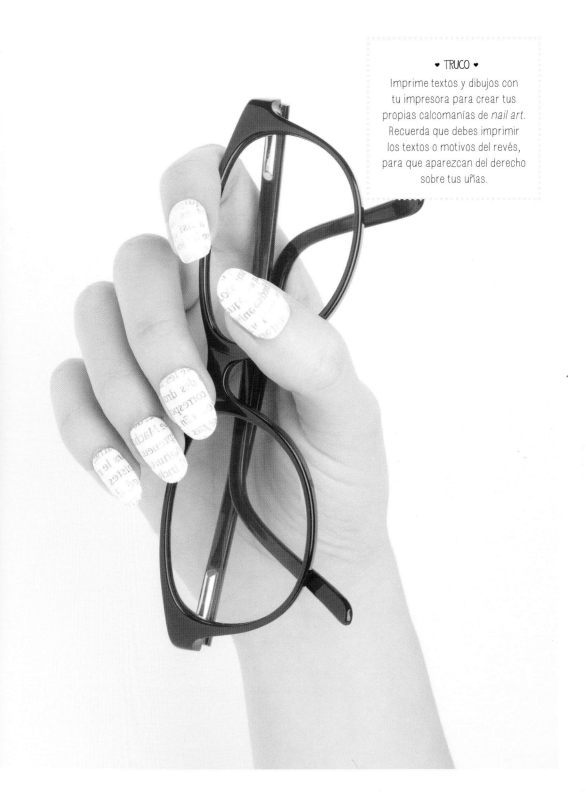

♥ TRUCO ♥

Imprime textos y dibujos con
tu impresora para crear tus
propias calcomanías de *nail art*.
Recuerda que debes imprimir
los textos o motivos del revés,
para que aparezcan del derecho
sobre tus uñas.

TOPITOS MONOS

Las manicuras con topitos están muy de moda, y son muy fáciles de hacer con objetos cotidianos. ¡Hasta puedes entretenerte haciendo topos de todos los colores o colocarlos aleatoriamente sobre tus uñas!

Base ♥ Dos esmaltes de color ♥ Punteador ♥ Brillo

1. Aplica una capa de base para proteger las uñas del esmalte y permitir que la manicura se adhiera mejor.

2. Aplica dos capas de esmalte de color: la primera, fina, y luego la segunda.

3. Coloca dos topos en mitad de la uña con la ayuda del punteador: uno en la base y otro cerca del borde libre.

4, 5, 6. Añade un topo en medio, y luego líneas de topos en diagonal, en los lados.

7. Deja que el *nail art* se seque durante unos cinco minutos, y termina la manicura aplicando una capa de brillo para que resplandezca y dure más tiempo.

♥ TRUCO ♥
Crea tu propio punteador con la punta de un boli viejo, un clip estirado, o la punta de una pinza, ¡o incluso un palillo!

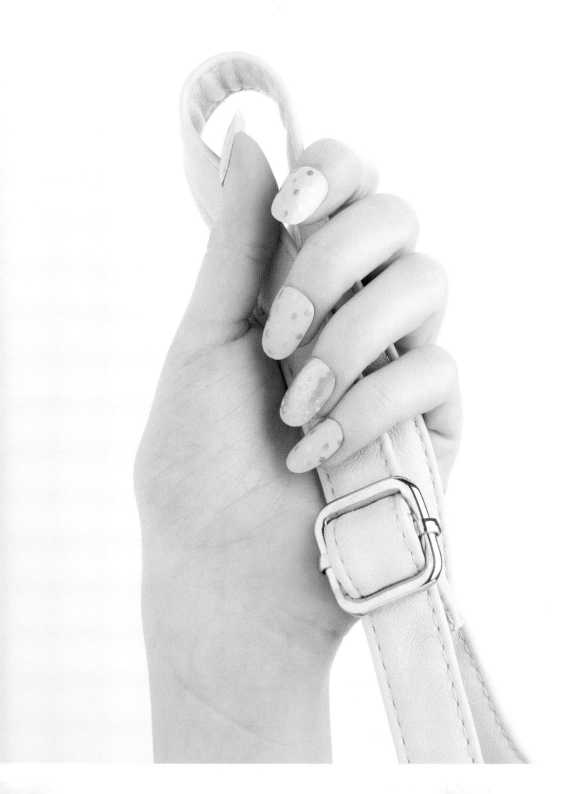

NAIL ART SOÑADOR: ALGODÓN DE AZÚCAR

Este *nail art* soñador te permitirá conservar los pies en la tierra y las uñas en las nubes.
¡Hazte con tus esmaltes rosas preferidos para un *look* con sabor a algodón de azúcar!

Base ♥ Esmalte blanco ♥ Paleta de material no absorbente (papel de aluminio, hoja plastificada) ♥ Tres esmaltes
de tono rosa (claro − intermedio − oscuro) ♥ Acetona ♥ Bastoncillos de algodón ♥ Brillo

1. Aplica una capa de esmalte base para proteger las uñas y permitir que la manicura quede más fijada.

2. Aplica dos capas de esmalte blanco: la primera, fina, y luego la segunda.

♥ TRUCO ♥
Prueba la opacidad de tus gotas de esmalte aplicando los bastoncillos de algodón mojados en la paleta antes de ponerlo sobre las uñas. Así verás si hace falta añadir acetona o esmalte para obtener el resultado que buscas.

3. Coloca una gotita de esmalte rosa oscuro sobre la paleta. Sumerge el bastoncillo de algodón en la acetona, luego mójalo en la gotita de esmalte y realiza pequeños círculos para difuminar el color. Luego aplica sobre el resto de la uña, imitando este paso, y dejando espacios blancos entre los círculos.

4. Repite la operación con el esmalte rosa de color intermedio.

5. Repite la operación con el esmalte rosa de tono claro.

6. Entonces, aplica una capa muy fina del esmalte de color rosa más claro sobre toda la superficie de la uña para homogeneizar el resultado. Deja secar tu *nail art* durante cinco minutos, y luego remata la manicura con una capa de brillo.

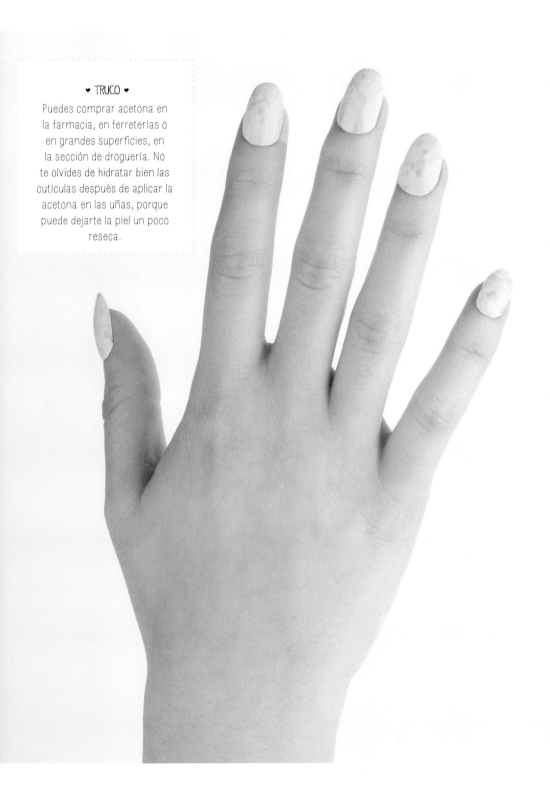

♥ TRUCO ♥

Puedes comprar acetona en la farmacia, en ferreterías o en grandes superficies, en la sección de droguería. No te olvides de hidratar bien las cutículas después de aplicar la acetona en las uñas, porque puede dejarte la piel un poco reseca.

UÑAS A LA FRANCESA REVISITADAS

Es un clásico: la manicura francesa blanca y rosa es de sobras conocida. ¿Por qué no darle un toque de originalidad y rejuvenecerla, cambiando y jugando con colores y texturas? ¡Seguro que con esta francesa te sales de lo común!

Base ♥ Esmalte de color oscuro ♥ Brillo mate ♥ Esmalte metalizado

1. Empieza por aplicar una capa de base en las uñas.

2. Luego aplica dos capas de esmalte de color.

3. Entonces, aplica una capa de brillo mate y deja que se seque durante unos instantes.

4. Añade el esmalte metalizado sobre el borde libre de las uñas con el pincel de esmalte metalizado. Empieza por la mitad de la uña y remonta el esmalte hacia el lado del dedo, y luego repite la operación en el otro sentido.

♥ TRUCO ♥

Si te cuesta utilizar el pincel, en el mercado hay muchas guías para marcar la manicura francesa, que puedes utilizar como plantilla para facilitarte la tarea.

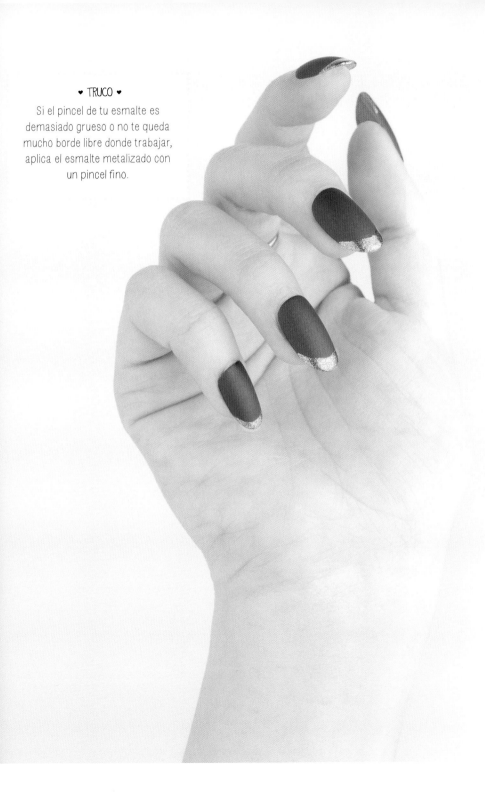

♥ TRUCO ♥

Si el pincel de tu esmalte es
demasiado grueso o no te queda
mucho borde libre donde trabajar,
aplica el esmalte metalizado con
un pincel fino.

MIX DE PARCHES

Son fáciles y rápidos de usar: encontrarás parches de uñas o *nail patchs* en una variedad infinita de colores y motivos. ¡Aprende a ponértelos como una profesional y a utilizarlos de manera original para crear manicuras únicas!

Base ❤ Lote de parches de uñas ❤ Lima ❤ Brillo

1. Aplica una capa de base para proteger tu uña del parche y permitir que la manicura quede bien fijada.

2. Escoge un parche que encaje bien con la longitud de tu uña y sácalo de la plantilla.

3. Coloca el borde cerca de tus cutículas y alisa el parche a lo largo de la uña para evitar que se queden burbujitas de aire por debajo.

4. Dobla el trozo de parche sobrante por debajo del borde libre.

5. Lima con delicadeza el borde de la uña para que se suelte el fragmento sobrante del parche.

6. Termina la manicura con una capa de brillo para proteger la superficie del parche de uñas.

❤ TRUCO ❤

Recorta los parches que te sobran, grandes o pequeños, y pégalos sobre un esmalte de color que esté seco para obtener una manicura original.

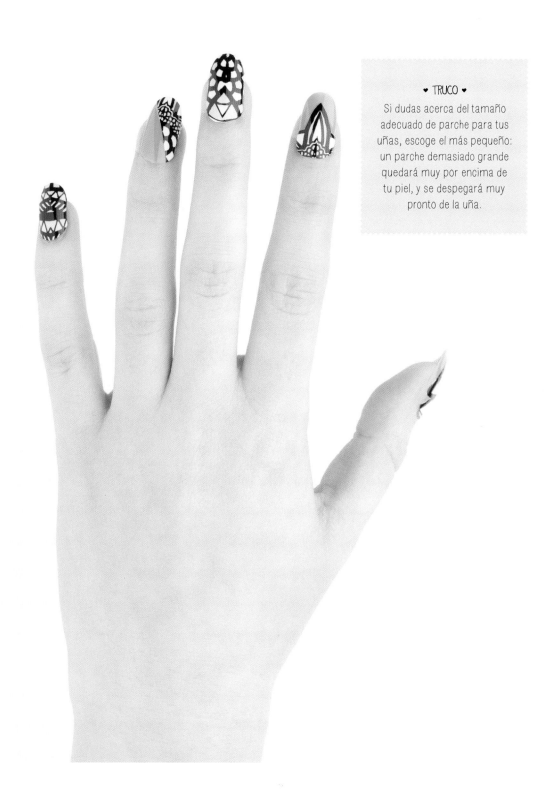

♥ TRUCO ♥

Si dudas acerca del tamaño
adecuado de parche para tus
uñas, escoge el más pequeño:
un parche demasiado grande
quedará muy por encima de
tu piel, y se despegará muy
pronto de la uña.

MANICURA PERLADA

¡Es la superestrella de las manicuras con textura! La manicura con efecto caviar sin duda causará sensación.

Base ♥ Esmalte de color ♥ Recipientes (bol, vaso, cajita...) ♥ Perlas de manicura caviar
Bastoncillo ♥ Brillo

 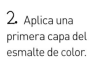

1. Aplica una capa de base para proteger tus uñas y permitir que la manicura quede bien fijada.

2. Aplica una primera capa del esmalte de color.

3, 4. Trabaja uña por uña, con cuidado de colocar el recipiente de recuperación debajo de las mismas. Añade una segunda capa de esmalte de color, e inmediatamente

vuelca encima las perlas de caviar. Procura variar la orientación de las uñas bajo la lluvia de perlas de caviar para que queden uniformemente repartidas sobre todo el esmalte.

5. Lleva las perlas de caviar que están en los extremos de las uñas, superándolos, hacia el interior con ayuda del bastoncillo. Apoya ligeramente la carne del dedo

para que las perlas se adhieran más al esmalte. Repite la operación en todas las uñas.

6. Protege la manicura añadiendo una capa muy fina de brillo sobre el borde de la uña.

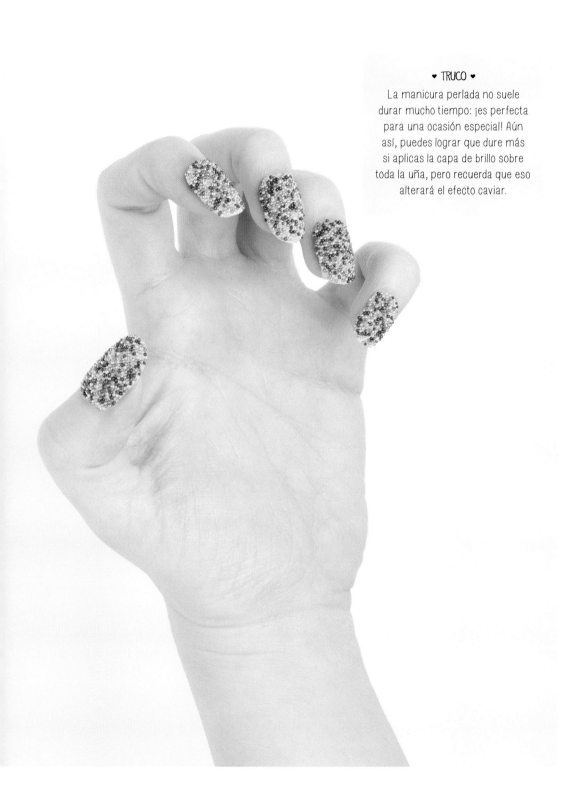

♥ TRUCO ♥

La manicura perlada no suele
durar mucho tiempo: ¡es perfecta
para una ocasión especial! Aún
así, puedes lograr que dure más
si aplicas la capa de brillo sobre
toda la uña, pero recuerda que eso
alterará el efecto caviar.

DEGRADADO ESTRELLADO

Muy fácil de hacer, ¡se trata de una manicura muy chic!
Haz que las puntas de tus dedos brillen con mil fuegos.

Base ♥ Esmalte de color ♥ Esmalte de estrellas ♥ Brillo

1. Aplica una capa de esmalte base para proteger tus uñas y permitir que la manicura quede bien fijada.

2. Aplica dos capas de esmalte de color: la primera, fina, y luego la segunda.

3. Con ayuda del pincel de esmalte de estrellas, dibuja una línea sobre el borde libre de la uña.

4. Aún ayudándote del pincel del esmalte, y sin volver a sumergirlo en la botellita, estira la línea de esmalte de estrellitas que has dibujado sobre el borde libre, remontándola hacia las cutículas.

5. Ahora sí, sumerge el pincel en la botellita y aplica de nuevo una línea de esmalte sobre el borde libre de la uña, para intensificar el resultado. Deja que tu *nail art* se seque durante cinco minutos, y termina la manicura con una capa de brillo.

♥ TRUCO ♥
Dibuja estrellitas de tamaños distintos para obtener un resultado aún más bonito. Empieza por una capa de estrellitas finas, degradada sobre tres cuartos de la uña y luego añade estrellitas más grandes, degradando a partir de la mitad de la uña.

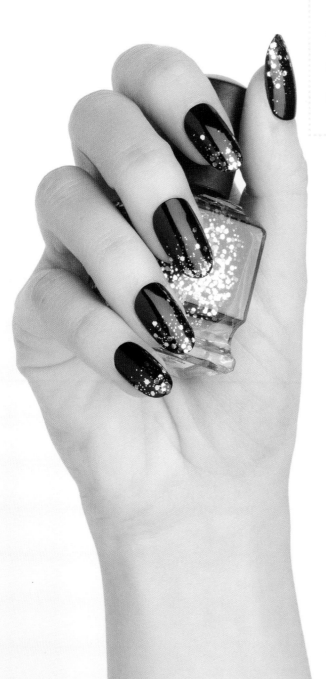

♥ TRUCO ♥

Para lograr un resultado aún más perfecto, y cubrir los eventuales espacios vacíos que puedan quedar del esmalte de estrellitas, puedes pescar las estrellitas que se queden en el fondo de la botellita con el pincel, y aplicarlo con cuidado sobre las uñas en los puntos necesarios.

SOMBRA DE OJOS

¡Una segunda vida para tus sombras de ojos: puedes emplearlas en tus uñas! Con esta original manicura, el *nail art* se convierte verdaderamente en un maquillaje de uñas.

Base ♥ Esmalte de color ♥ Brillo ♥ Sombras de ojos ♥ Bastoncillo ♥ Recipiente (bol, vaso, cajita...)
Pincel grueso de maquillaje

1. Aplica una capa de esmalte base para proteger tus uñas y que la manicura quede bien fijada.

2. Aplica dos capas del esmalte de color: la primera, fina, y luego la segunda.

3, 4. Convierte la sombra de ojos en polvo, rompiéndola con el bastoncillo de algodón. Luego ve uña por uña: aplica una capa de brillo y sin esperar a que se seque, reparte un poco de sombra de ojos por encima. Coloca

la mano sobre el recipiente que hayas escogido para recuperar el excedente de sombra de ojos que vaya cayendo.

5. Espera a que el brillo se seque del todo, y limpia el sobrante de sombra de ojos con ayuda del pincel grueso de maquillaje.

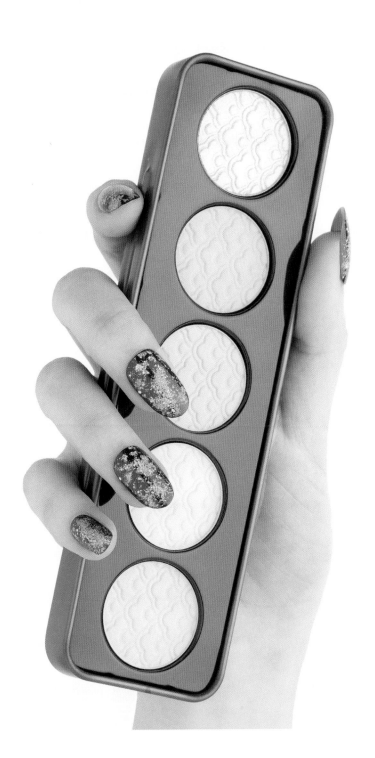

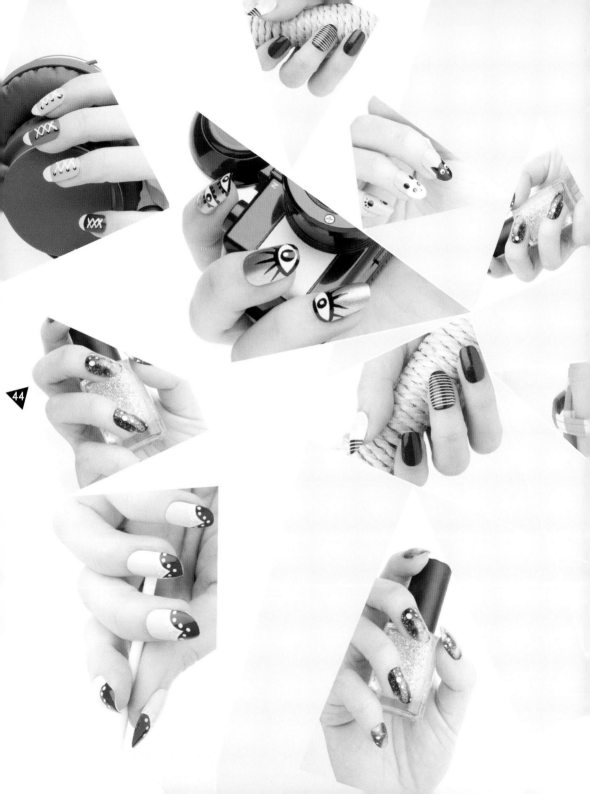

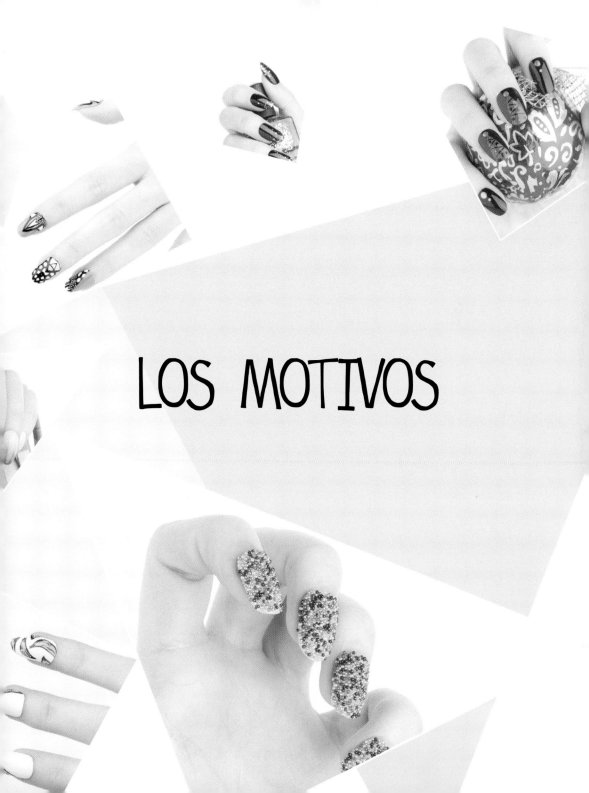

LOS MOTIVOS

POP ART DE PLÁTANO

¡Sumérgete de lleno en el movimiento *pop art* con esta manicura inspirada en la obra de Andy Warhol!

Base ♥ Esmalte blanco ♥ Esmalte amarillo ♥ Esmalte negro ♥ Pincel fino ♥ Brillo

1. Aplica una capa de base para proteger tus uñas del esmalte y que la manicura quede bien fijada.

2. Aplica dos capas de esmalte blanco: una primera capa fina, y luego la segunda.

3. Con ayuda del pincel de tu esmalte amarillo, dibuja una manicura francesa en diagonal sobre la uña.

4. Con el pincel fino y el esmalte negro, dibuja una línea fina que separe el esmalte blanco y el amarillo.

5. Añade algunos trazos finos en el interior del plátano.

6. Con el esmalte a medio secar en el pincel, añade trazos más finos para darle más realismo al plátano que estás dibujando. Termina la manicura con una capa de brillo.

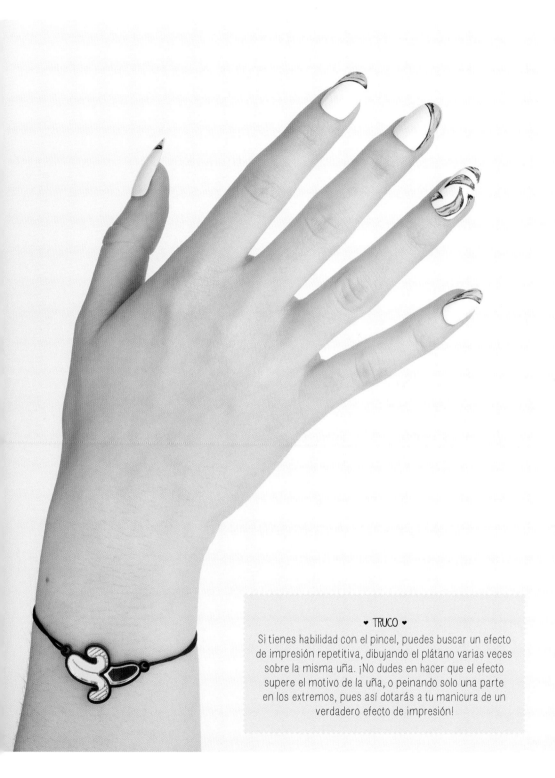

♥ TRUCO ♥

Si tienes habilidad con el pincel, puedes buscar un efecto
de impresión repetitiva, dibujando el plátano varias veces
sobre la misma uña. ¡No dudes en hacer que el efecto
supere el motivo de la uña, o peinando solo una parte
en los extremos, pues así dotarás a tu manicura de un
verdadero efecto de impresión!

ANIMALES CUCOS

¡Si eres amiga de los animales, esta manicura tan linda está hecha para ti! Aprende a dibujar un adorable panda y viste tus uñas con los colores de tu mascota favorita.

Base ♥ Esmalte *nude* ♥ Esmalte blanco ♥ Esmalte negro ♥ Punteador ♥ Brillo

1. Aplica una capa de esmalte base para proteger tus uñas y conseguir que la manicura quede bien fijada.

2. Aplica dos capas de esmalte *nude:* la primera, fina, y luego la segunda.

♥ TRUCO ♥

¡Utiliza la misma técnica para dibujar una carita de gato! Emplea el pincel fino para dibujar las orejas de punta, o recorta dos triángulos pequeños en cinta adhesiva, siguiendo las indicaciones de la página 22.

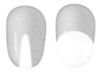

3, 4. Dibuja un semicírculo blanco en el extremo de la uña. Para ello, coloca el pincel en mitad del borde de la uña y dirígelo hacia el lado, trazando un arco circular. Haz lo mismo en el otro lado.

5, 6. Añade dos puntos negros grandes para marcar las orejas, otros dos más pequeños para los ojos y uno, más pequeñito, para la nariz. Deja secar durante unos instantes.

7. Añade dos puntitos blancos en los ojos. Deja secar unos instantes. Luego aplica otros dos puntitos negros, dentro, para marcar el blanco de los ojos. Deja secar y luego termina aplicando una capa de brillo.

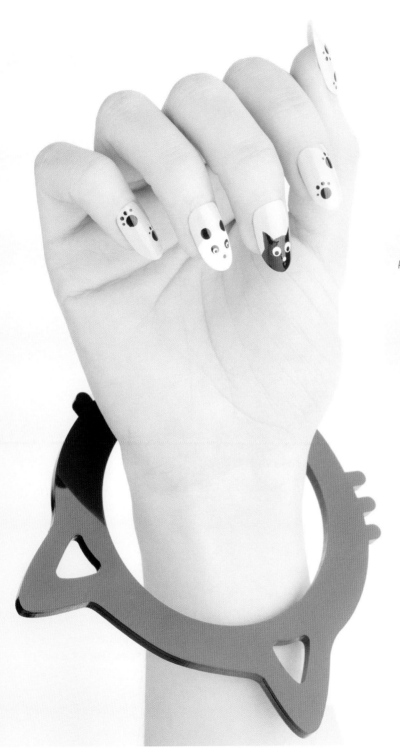

♥ TRUCO ♥

Añade huellas de patitas
en las demás uñas,
¡quedará muy bien!
Para eso, marca con
el punteador un punto
grande y rodéalo con
cuatro puntitos más
pequeños.

EN EL PAÍS DE LOS NUDOS

Inspirado en la ropa que lleva Alicia en el País de las Maravillas, este bonito nudo vestirá tus uñas con delicadeza. ¡Perfecto para celebrar tu no-cumpleaños bebiendo una taza de té!

Base ♥ Esmalte azul ♥ Esmalte blanco ♥ Esmalte negro ♥ Punteador ♥ Pincel fino ♥ Brillo

1, 2. Aplica una capa de base para proteger tus uñas del esmalte, y permitir que la manicura quede bien fijada. Añade dos capas de esmalte azul.

3. Marca cinco coordenadas para la parte superior del nudo con el punteador fino y el esmalte negro. Los dos puntos inferiores deben llegar a la mitad de la longitud de la uña, y el del medio a unos tres cuartos de uña.

4, 5. Con un pincel fino y esmalte negro, une los puntos cruzando los trazos por el punto de en medio. Añade dos puntos medios más con el punteador, a cada lado del cruce de las líneas.

6. Peina dos trazos negros y espesos que salgan del centro del nudo y que terminen en horquilla.

7. Rellena la forma que has dibujado con el esmalte blanco y el pincel fino, con cuidado de dejar el borde negro.

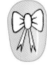

8. Perfecciona los detalles peinando el centro del nudo y añadiendo dos pliegues a ambos lados. Deja secar tu *nail art* durante unos cinco minutos y termina la manicura con una capa de brillo.

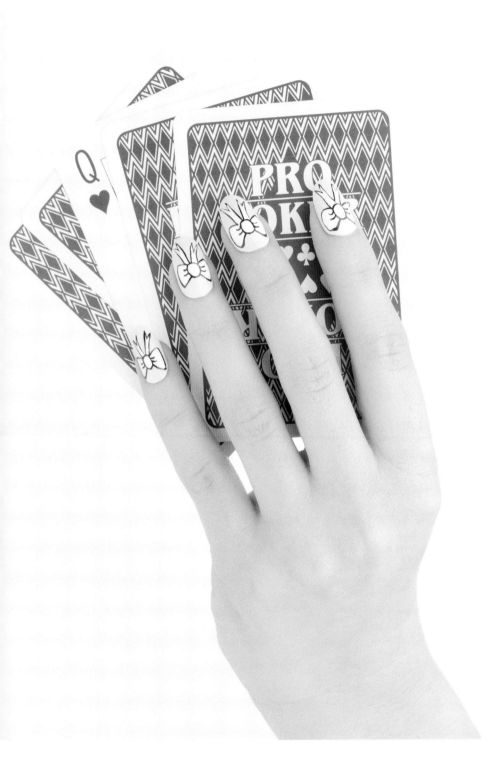

VACACIONES EN LAS ANTILLAS

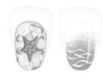

Las dulces olas del mar, la arena blanca que se extiende hasta donde alcanza la vista, y una estrella de mar, nuestra única compañera en la playa.... ¡Una estampa idílica en la punta de tus dedos!

Base ♥ Esmalte blanco ♥ Esmalte negro ♥ Esmalte beige ♥ Esmalte turquesa ♥ Esmalte naranja
Esponja de maquillaje ♥ Paleta de material no absorbente (aluminio, hoja plastificada...)
Acetona ♥ Bastoncillos de algodón

   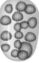
 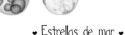

1, 2. Aplica una capa de base y luego dos de esmalte beige sobre una uña, y dos capas de esmalte blanco sobre las demás.

♥ Olas ♥

3, 4. Para las olas: realiza un degradado de azul (ver instrucciones en la página 20) y dibuja las olas blancas con el pincel fino.

♥ Estrellas de mar ♥

5. Para la arena: siguiendo las instrucciones de la página 32, realiza un fondo de arena. Mezcla los esmaltes beige, negro y blanco para obtener tonalidades distintas de beige.

 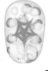

6, 7. Para la estrella de mar: dibuja las cinco líneas del cuerpo de la estrella de mar con el pincel fino y el esmalte naranja. Une lo alto de cada línea con la otra, mediante un trazo convexo.

8. Peina el interior de la estrella y añade algunos puntitos beige en el interior. Deja secar, y aplica una capa de brillo sobre el resultado para terminar.

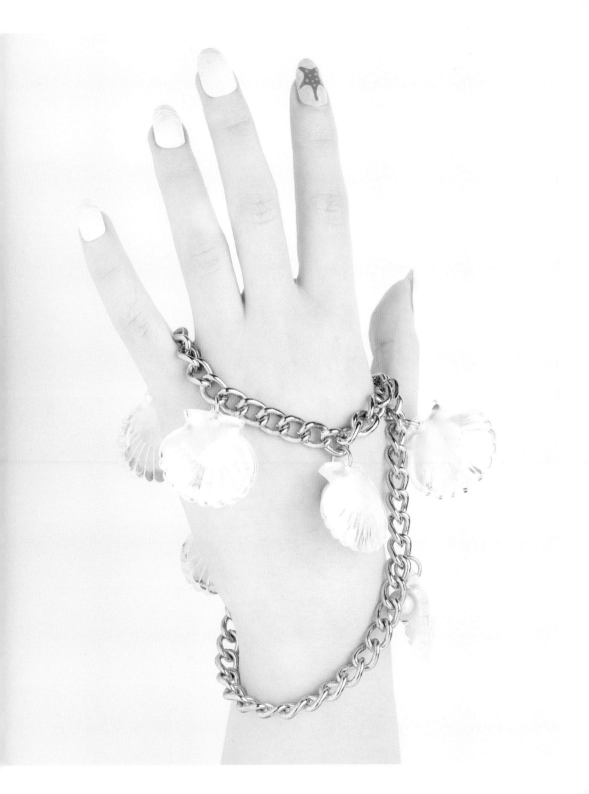

ZAPATILLAS FLÚOR

Pop y colorida, una manicura que gustará mucho a las aficionadas a las tonalidades *flashy*.
¡Con zapatillas hasta la punta de las uñas!

Base ♥ Cinco esmaltes de colores llamativos ♥ Esmalte blanco ♥ Esmalte negro ♥ Punteador
Pincel fino ♥ Brillo

1. Aplica una capa de base para proteger las uñas y fijar mejor la manicura.

2. Aplica dos capas de esmalte de color utilizando uno distinto para cada uña.

3. Realiza una manicura francesa con ayuda del pincel de esmalte blanco, como se ha indicado en la página 26.

4. Marca dos líneas de puntos paralelos sobre las uñas con el punteador y el esmalte negro.

5. Une los puntos entre sí con cruces blancas, marcadas con el pincel fino y el esmalte blanco. Deja

secar el *nail art* durante cinco minutos, y luego termina la manicura con una capa de brillo.

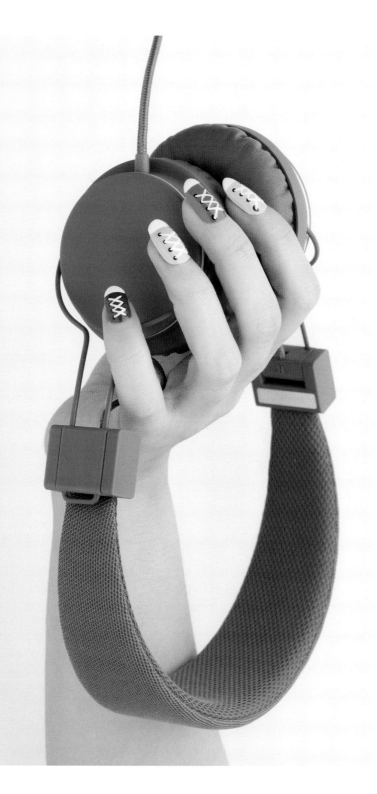

ENCUENTROS EXTRATERRESTRES

Tres, dos, uno... ¡Despegamos! Ponte el casco de tu traje de astronauta, e imagínate la vida en Marte dibujando adorables hombrecillos verdes en tus uñas.

Base ♥ Esmalte plateado ♥ Esmalte verde ♥ Esmalte blanco ♥ Esmalte negro ♥ Punteador ♥ Brillo

1. Aplica una capa de base para proteger tus uñas y para que la manicura quede bien fijada.

2. Aplica dos capas de esmalte plateado: una primera capa fina, y luego la segunda.

3, 4. Dibuja un semicírculo verde en el extremo de la uña. Para ello, coloca el pincel en el medio de la uña y dirígelo hacia un lado, trazando un arco circular. Haz lo mismo con el otro lado.

5, 6. Añade tres puntitos de tamaño decreciente con el punteador, por encima de la cabeza del extraterrestre, para dibujar su antenita.

7. Añade tres puntitos blancos del mismo tamaño para dibujar sus ojos.

8, 9, 10. Añade un puntito negro en cada uno de los puntos blancos dibujados para los ojos, y coloca un punto negro más grande para marcar la boca. Luego dibuja un punto verde del mismo tamaño que la boca, pero ligeramente desplazado hacia arriba para crear una sonrisa. Deja secar durante cinco minutos, y luego termina con una capa de brillo.

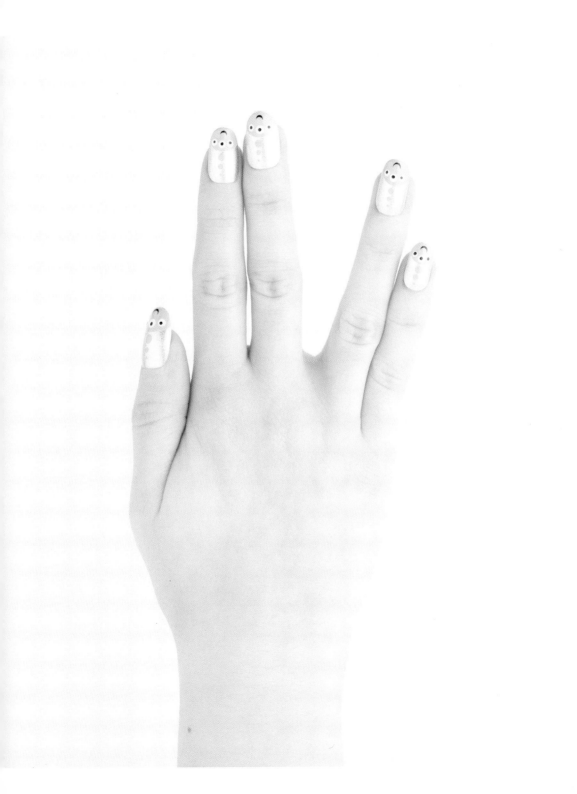

HIJA DE MARINERO

¡Alzad las velas, grumetes! Ya seas marinero de agua dulce o estés bogando por todos los mares del globo, ¡conserva los pies en tierra y deja que sean las uñas las que desplieguen todos los colores del mar!

Base 💜 Esmalte blanco 💜 Esmalte azul marino 💜 Cinta-guía 💜 Tijeras 💜 Base

1. Aplica una capa de base para proteger tus uñas y para que la manicura quede bien fijada.

2. Aplica dos capas de esmalte blanco: una primera, fina, y luego la segunda. Antes de continuar, asegúrate de que el esmalte está bien seco. Si hace falta, aplica una capa de brillo ultra-secante o espera unas horas.

3. Recorta pedazos de la cinta-guía y aplícalos en paralelo y de manera equidistante sobre las uñas.

4. Luego avanza uña por uña: aplica una capa de esmalte azul marino sobre la cinta-guía.

5. Retira delicadamente los pedazos de cinta-guía antes de que el esmalte azul marino se seque. Deja secar tu *nail art* durante cinco minutos, y luego aplica una capa de brillo para darle resplandor y que dure más tiempo.

58

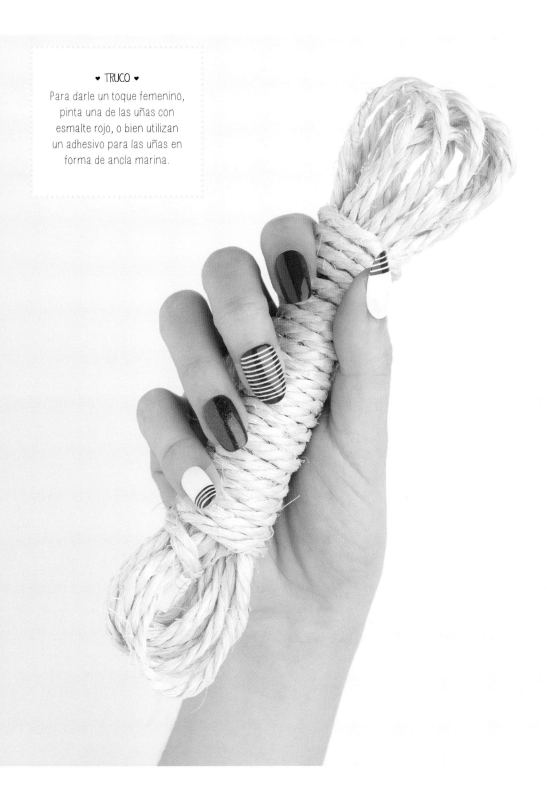

♥ TRUCO ♥

Para darle un toque femenino,
pinta una de las uñas con
esmalte rojo, o bien utilizan
un adhesivo para las uñas en
forma de ancla marina.

FELINA

Descubre cómo realizar esta manicura salvaje, y añade un toque sexy
a tus esmaltes más clásicos. ¡Saca las uñas!

Esmalte 💜 Dos esmaltes de color 💜 Esmalte negro 💜 Punteador 💜 Brillo

1. Aplica una capa base para proteger tus uñas del esmalte y permitir que la manicura quede bien fijada.

2. Aplica dos capas de esmalte de color: una primera, fina, y luego la segunda.

3. Añade puntitos a lo largo de la uña, con el extremo más grueso de tu punteador. Espácialos lo bastante como para dejar sitio para el paso siguiente.

4. Añade pequeños trazos convexos irregulares alrededor de las manchas de color con el extremo más fino de tu punteador y con el esmalte negro.

5. Luego añade más trazos irregulares entre las manchas. Varía las formas: un punto pequeño, un trazo convexo. Deja secar tu *nail art* durante cinco minutos y aplica una capa de brillo.

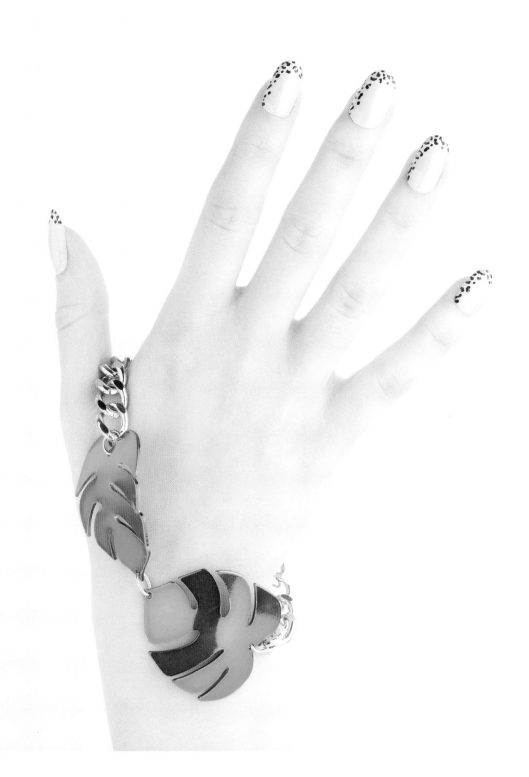

CON LOS OJOS ABIERTOS

Abre los ojos, ¡y sobre todo, el bueno! Esta original manicura inspirada en los grandes desfiles de moda no dejará a nadie indiferente.

Base ♥ Esmalte blanco ♥ Esmalte negro ♥ Esmalte dorado ♥ Anillas adhesivas
Pincel fino ♥ Punteador ♥ Brillo

1. Aplica una capa de base para proteger a tus uñas del esmalte, y para que la manicura quede bien fijada.

2. Aplica dos capas de esmalte de color: una primera capa fina, y luego la segunda.

3. Siguiendo la técnica detallada en la página 26, realiza una semi-luna con el esmalte dorado.

4, 5. Añade pestañas saliendo de la mitad del ojo y remontando simétricamente hacia los lados de la uña con ayuda del pincel fino y del esmalte negro.

 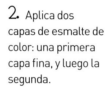

6. Rodea el ojo con un círculo negro con el pincel fino, dejando pasar el trazo sobre el borde de las pestañas.

7. Con el extremo grueso de tu punteador, añade un gran punto negro en mitad del ojo. Deja secar unos instantes, y añade un puntito blanco por encima. Deja secar tu *nail art* cinco minutos, y termina con una capa de brillo.

Las que tengan más habilidad
con el pincel podrían realizar
un efecto impreso repetido,
dibujando el ojo varias veces
sobre la misma uña. No tengas
miedo de hacer que el motivo
sobresalga de la uña, peinando
una parte de los extremos,
para darle un verdadero efecto
imprenta a tu manicura.

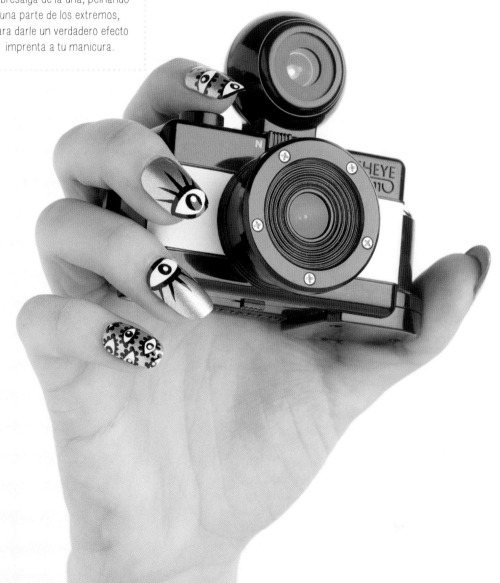

DULCE ROMANCE

Una manicura romántica, ideal para una cita con tu alma gemela. Estos corazoncitos bordados te van a derretir. ¡Cuidado, no te enamores de tus uñas!

Base ♥ Esmalte rosa ♥ Esmalte rojo ♥ Esmalte blanco ♥ Pincel fino ♥ Punteador ♥ Brillo

1. Aplica una capa de base para proteger a tus uñas del esmalte y para que la manicura quede bien fijada.

2. Aplica dos capas de esmalte rosa: la primera, fina, y luego la segunda.

3. Dibuja un cuarto de círculo sobre un lado de la uña con ayuda del pincel del esmalte rojo.

4, 5. Haz lo mismo al otro lado para darle la forma de un corazón. Dibuja una línea sobre la parte superior del corazón con ayuda del pincel fino y del esmalte blanco.

6, 7. Coloca unos puntitos de talla media sobre la parte superior del corazón con el punteador, saliendo de la mitad y remontando simétricamente por ambos lados.

8. Añade puntos rosas de tamaño más pequeño en el interior de los puntos blancos, con ayuda del punteador.

9, 10. Dibuja puntitos blancos en el interior del corazón, saliendo de la mitad de la uña y remontando simétricamente por los lados. Deja secar tu *nail art* durante

cinco minutos, y termina con una capa de brillo.

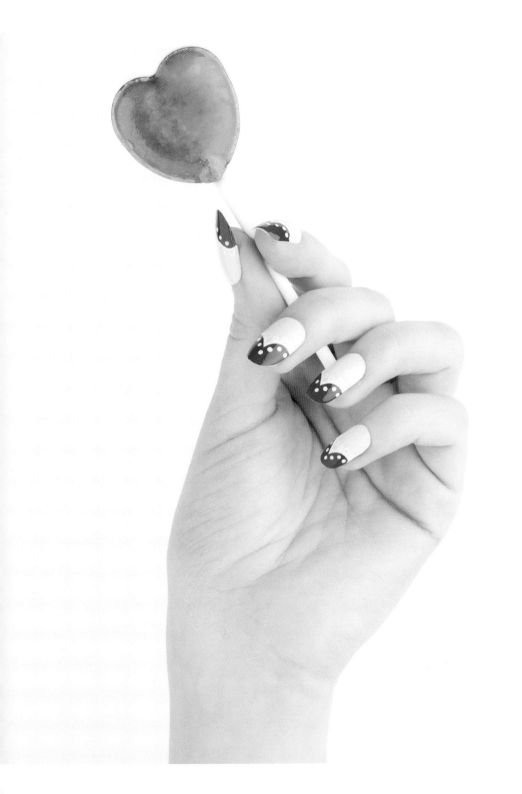

SOBRE LA TELA

Una manicura muy fácil de hacer, y que encajará perfectamente tus mejores disfraces de Halloween. Adorablemente sabia, ¡una araña que no se moverá de su tela!

Base ♥ Esmalte naranja ♥ Esmalte blanco ♥ Esmalte negro ♥ Pincel fino ♥ Punteador ♥ Brillo

1. Aplica una capa de base para proteger tus uñas y que la manicura quede bien fijada.

2. Aplica dos capas del esmalte naranja, una primera fina, y luego la segunda.

♥ ESTRELLA DE LA ARAÑA ♥

3. Para la tela de araña: realiza varios trazos largos saliendo de un rincón de la uña con ayuda del pincel fino y del esmalte negro para crear la tela.

4, 5, 6. Une las líneas cruzándolas con trazos convexos hacia arriba.

♥ ARAÑA ♥

7, 8. Para la araña: dibuja una línea negra que salga de lo alto de la uña. Añade un punto grande negro al final de la línea, con el punteador. Peina las patas de la araña con el pincel fino.

9. Haz dos puntos blancos en el punto negro para marcar los ojos, y dos puntitos negros más en su interior. Deja secar y termina con una capa de brillo.

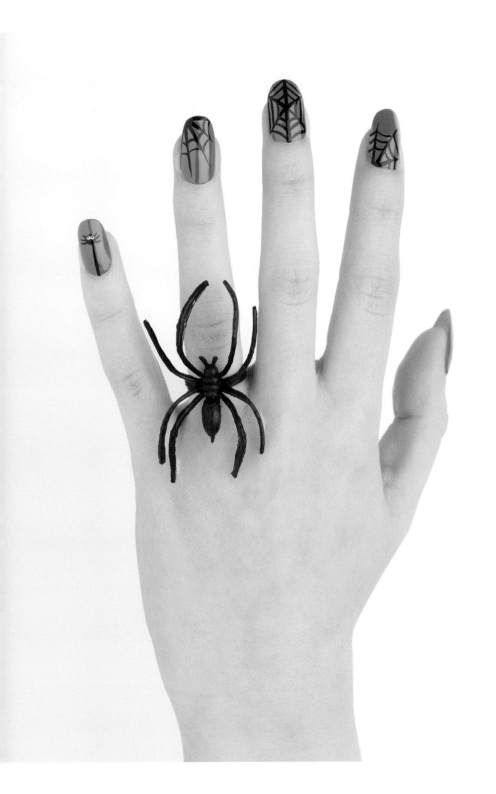

ABETO ESTRELLADO

Santa Claus, ¿cuándo vendrás? ¡No te olvides de traerme mis bonitos esmaltes de estrellas!

Base ❤ Esmalte rojo ❤ Esmalte verde ❤ Esmalte dorado ❤ Tres esmaltes con estrellas ❤ Tijeras ❤ Cinta adhesiva ❤ Cinta-guía ❤ Brillo

1. Aplica una capa de base para proteger las uñas y para que la manicura quede bien fijada.

2. Aplica dos capas de esmalte rojo: la primera, fina, y luego la segunda. Antes de continuar, asegúrate de que el esmalte está bien seco: si hace falta, emplea una capa de brillo que acelere el secado.

3. Coloca dos pedazos de cinta adhesiva sobre la uña, para formar una guía en forma de triángulo, siguiendo las técnicas detalladas en la página 22.

4. Coloca las cintas-guía en zig-zag a lo largo del triángulo que has creado.

5. Añade una capa de esmalte verde sin preocuparte de si desborda sobre la cinta adhesiva.

6. Retira la cinta-guía y después la cinta adhesiva.

7, 8. Coloca un punto dorado grande en lo alto del abeto, y varios puntitos pequeños de distintos esmaltes estrellados sobre el resto del abeto. Deja secar tu *nail art* durante cinco minutos, y luego termina con una capa de brillo.

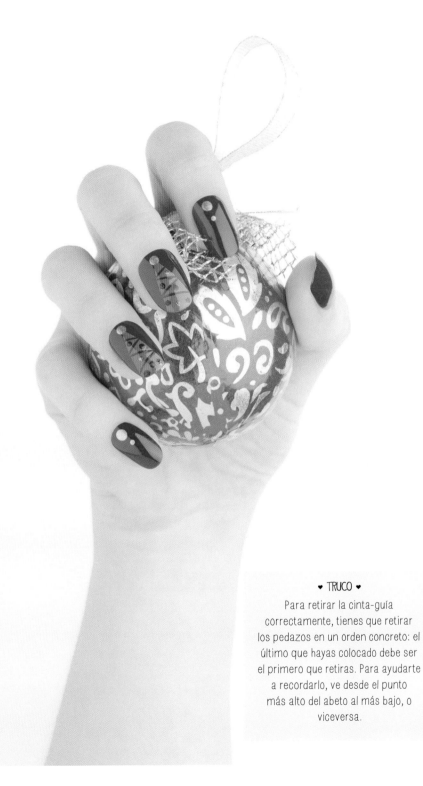

♥ TRUCO ♥

Para retirar la cinta-guía
correctamente, tienes que retirar
los pedazos en un orden concreto: el
último que hayas colocado debe ser
el primero que retiras. Para ayudarte
a recordarlo, ve desde el punto
más alto del abeto al más bajo, o
viceversa.

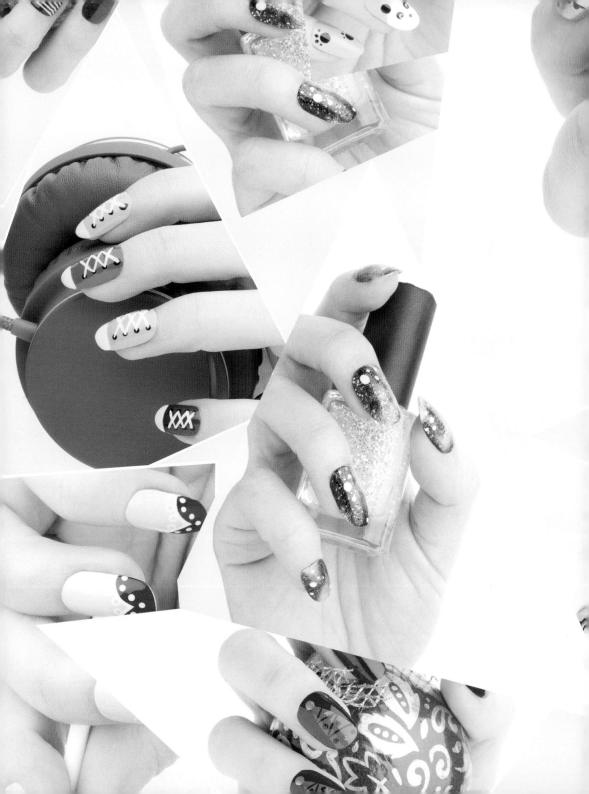

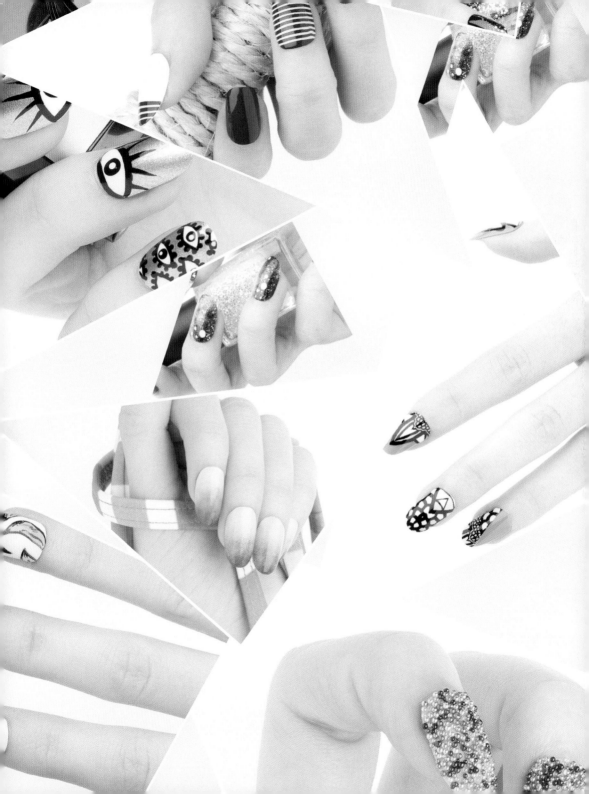

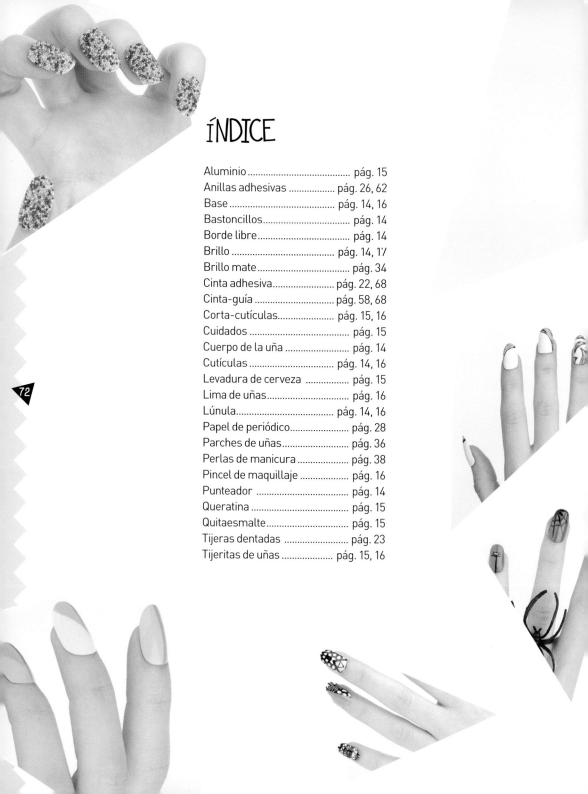

ÍNDICE

TUTORIALES POR ORDEN DE DIFICULTAD

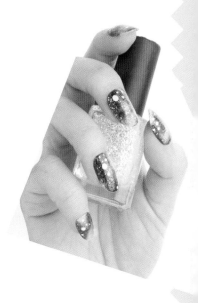

FÁCILES

INTERMEDIOS

DIFÍCILES

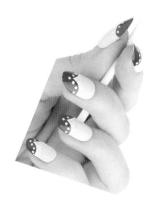

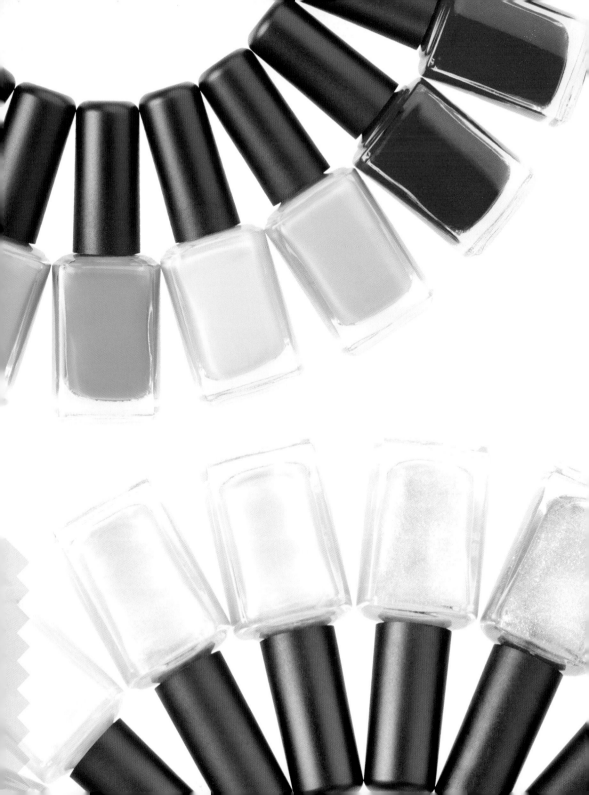

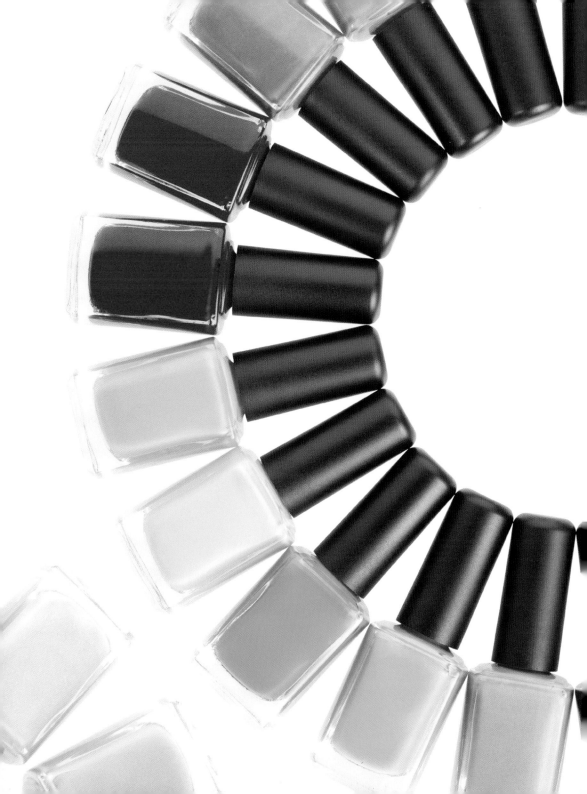

AGRADECIMIENTOS

♥ ♥ ♥

Gracias a Carolina por su maravillosa ayuda y por su paciencia.
Gracias a Dominique, Gérard, Lauris, Sarah, Hélène, Lulu, Natacha, Zaz y Maria
por su apoyo incondicional. Y a Margaret y Fritz.

Gracias a Marie-Laure Plas por habernos dejado sus hermosas manos para las fotos.
Gracias a Tatty Devine, Alfa-K, y Les Petites Découpes por los accesorios.

Y finalmente, un inmenso agradecimiento para todas vosotras, mis queridas lectoras,
porque habéis hecho posible que este precioso proyecto salga adelante. ¡Tengo muchas
ganas de ver las fotos de vuestros propios *nail art* en las redes sociales! Utilizad el *hashtag*
#Souchka para que pueda verlas y comentarlas.

Con muchas ganas de veros por mi blog o por mi salón en París.

♥ ♥ ♥
#Souchka
@Souchka_Nails
♥ ♥ ♥

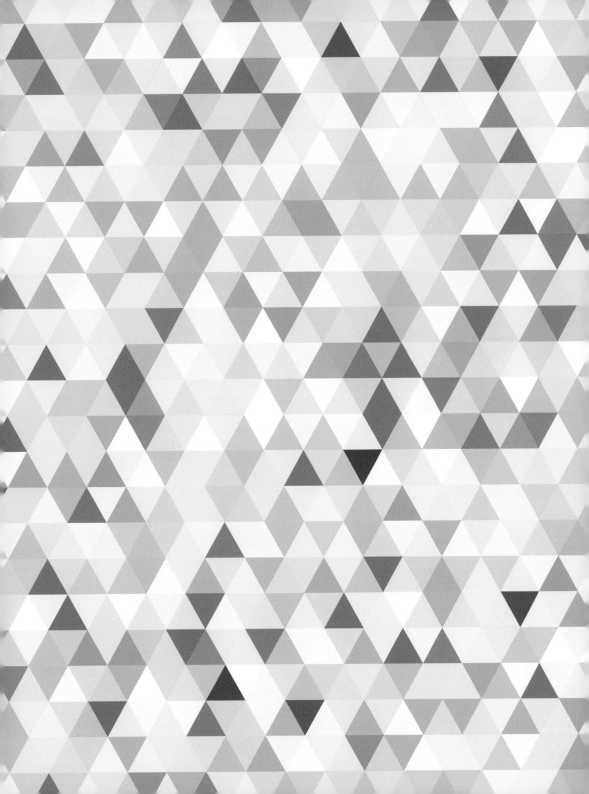

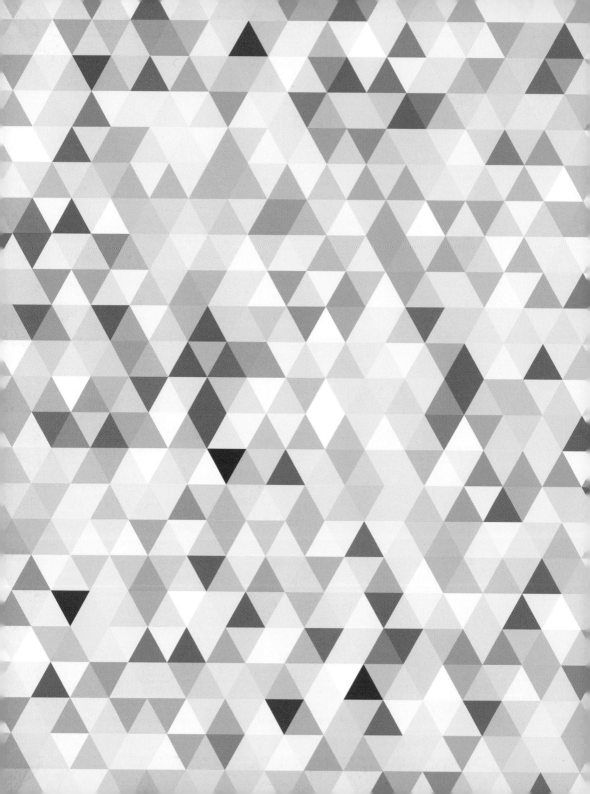